由井寅子のホメオパシーガイドブック⑨

スピリットウォーター
Ⅰ・Ⅱ
〈簡易版〉

72種の水のレメディーの
霊性的効果を一挙公開！

由井寅子

Hom.Dr Hom.／Ph.D.Hom.
HMA 名誉会員　MHMA・MARH（認定ホメオパス）
JPHMA 日本ホメオパシー医学協会 名誉会長

はじめに

日本の国は水がものすごくふんだんにあって流れています。四方八方に水脈が走っています。そして水の質が素晴らしいですが、それは手つかずの山と森によって浄化されているからです。

２０１８年から本格的に日本版ルルドの水（日本版奇跡の水）を探し求めて２年経ってやっと３６種類（３６種の水のレメディー第1弾）が集まりました。それからもう3年半経って次の３６種類（３６種の水のレメディー第2弾）が集まりました。

これらの水のレメディーは、霊性の高い神社やお寺の手水、井戸水、霊性の高い山の湧き水や川の水などから作られています。

私はこれらの日本の水のレメディーを５年前から患者さんに使ってきて、私自身その効果に驚いています。ルルドの水より効果があるのではないかと思います。

私の患者さんにこの水のレメディーをとってもらい感じたことは、この水のレメディーは魂に作用するのではないかということです。というのも私の患者さんは魂が傷つき、それによって病気していることが多く、また、生きる意味を見出すことができず、魂が萎えてしまい生きる気力がなくなっていることが多いのですが、水のレメディーがとても有効だったからです。

ホメオパシーのレメディーは体と心に作用しますが、魂にも作用するようなレメディーを作りたいと思っていました。そして、今までの生き方、考え方ではよくないという気持ちにさせるレメディー、一歩進んで行こうとするレメディー、そういうレメディーを作りたいと思っていました。

心が治癒していくと魂の曇りも取れていきますから、心に作用するレメディーはたくさんあるのだから、それでいいじゃないかと言われたこともあります。そうなのですが、心の癖というのはそう簡単に治らないのです。インナーチャイルド（インチャ）癒しをしてもしてもなかなか治らない。そういうときに魂を曇らせる生き方、考え方、価値観、誤った信念に光を当てるようなレメディーがあればいいのではないかと思いました。

この水のレメディーは、通常のレメディーでは届かない深いところに作用するように思います。それはこの水のレメディーが、霊性の高い水だけを厳選してレメディーにしているからだと考えています。霊性が高ければ高いほど、魂の深い部分に作用するように思います。

霊性とは？

霊性というのは、魂の状態を言います。魂というのは、存在目的、存在価値、役割、価値観です。

この世に存在目的をもたないものは存在しません。このマイクでも机でも存在目的をもって存在しています。自然界に存在する生物、無生物ともに神さまが目的をもって創造したものです。この世の森羅万象全てに存在目的、存在価値、役割があります。つまりこの世の森羅万象全ては魂をもっており、魂の状態である霊性があるということです。

私たち人間の魂は、神の分霊（わけみたま）であり、神さまと同じ魂を宿しています。神さまの存在目的は何かと言ったら、「全てを愛すること」ではないかと考えています。愛するというのは、許す、受け入れるということです。

もしそうだとしたら、人間も全てを愛することを目的とした存在となります。しかし実際のところ、人間はこうでなければ駄目だとか、ああでなければいけないという、善悪のあるこの世的価値観でがんじがらめになっています。たとえば、「優秀でなければならない」「よい人でなければいけない」「美人でなければならない」などです。このような価値観をもっていると、能力の劣る人、わがままな人、容姿が悪い人を愛せなくなってしまい、「全てを愛する」という本来の魂の目的を果たせなくなってしまいます。

そうすると魂の状態が悪くなり、霊性が低くなってしまうのです。この世的価値観を解放し、愛を大きくしていくと魂の状態がよくなり、霊性が高くなっていきます。愛を大きくしていくことを霊性向上と言いますが、私たち人間は霊性を向上させ、神仏になるために生きているのです。全てを愛することができたとき、人間は神仏となるのです。

宗教と信仰心

このようなことを言うとすぐに宗教じゃないかと拒否反応を起こす人がいます。しかし、本来宗教とは神仏に至る道をもった体系（システム）を言うのです。現在存在する新興宗教のほとんどは、神仏に至る道をもっていないと思います。これは、日本人が目覚めないように、あるいは日本人が宗教アレルギーになるように意図的にまがい物の宗教をはびこらせた歴史があるのではないかと疑っています。

一方で、伊勢神宮に代表される神道、比叡山延暦寺の天台宗、高野山金剛峯寺の真言宗、西本願寺の浄土真宗、永平寺の曹洞宗、妙心寺の臨済宗など本物の宗教は今も法灯を守り続けています。

このような本物の宗教はもちろん大事ですが、私が薦めているのは、宗教に入信することではなく、各人が信仰心をもつことです。信仰心とは、生かされている理を知ることで生じる、感謝と敬いの心のことです。信仰心をもって生きることが何より大切なのです。

私たちは、太陽、空気、雨や水、大地、植物、動物、昆虫、微生物、大自然、ご神仏さま、ご先祖さま、両親、人々、社会、国、道具、家、万物によって生かされているのです。それにどこまで気づけるかなのです。気づけたらそれだけ感謝と敬いの心、信仰心が大きくなります。

本当の心、真心（まごころ）、誠の心、真実の心とは、信仰心のことです。信仰心が大きくなることで生きるのが楽になり、幸せが寄り添います。そして、愛も大きくなり霊性が向上します。信仰心が私たちを神仏へと近づけてくれるのです。謙虚になれば謙虚になるほど、仰ぐものが多くなり、感謝が増え、幸せになって行きます。

お母さんが愛してくれなかった。でも毎日ごはんを作ってくれたよね。お父さんが愛してくれなかった。でも家を守ってくれていたよね。雨露をしのぐ家があり、食べるものがある。実はこれ、ものすごいありがたいことだったんだよ。そういうことがわかってくる。それが信仰心が目覚めるということです。そういう信仰心を目覚めさ、大きくしてくれる水のレメディーもあります。

霊性と霊格

霊性、すなわち魂の状態のうち、霊性の高さだけを見て数字で表したものを霊格と言います。ですから霊格は霊性の一部分を表すもので、どれだけ愛や信仰心があるかということです。

たとえばこの机、これは勉強したり、なにか作業したりするために作れたものです。誰かが意図して設計し、誰かが設計図に基づき作ったものです。設計した人の意図や意思、そして作った人の意図や意思がこの机に宿ります。

そのとき、単に儲かればいいという気持ちで設計したり作ったりするか、それともこの机を使う人が幸せになることを願って設計したり作ったりするのでは、机に宿る意図や意思が異なってきます。当然、霊性も異なってきます。高い志をもって設計し作った机であれば、霊格の高い机になるし、低い志をもって設計し作った机であれば、霊格の低い机になるということです。

霊格の高い机でも、それぞれに味わいが違います。それが霊性というものです。ひとつ一つ魂の状態が違うのです。

つまり、人間が作るものの霊性、霊格というものは、その設計者、作り手の霊性、霊格の反映なのです。

通常であれば、霊性の高いものはそれだけ手間がかかっていることも多く、値段も高くなる傾向がありますが、霊性的に考えるとその方をお勧めします。

プラーナとクンダリーニと霊性

水にも霊性、霊格があります。何でもそうですが、信仰的なものがないと霊性は高くなりません。ピュアな水というだけでは霊性の高い水にはなりません。

霊性の高い水は、その場所を管轄するご神仏さまの意志や意識がその中に宿っているから霊性の高い水となるのです。例外はありません。

ご神仏さまの意志から生じるエネルギーをクンダリーニエネルギー（以下クンダリーニ）と言います。一方、人間をはじめとする万物の意志から生じるエネルギーをプラーナエネルギー（以下プラーナ）と言います。意志は魂から生じますから、全てのものはプラーナが流れています。そして人間の場合は、ご神仏さまの魂を宿していますから、クンダリーニも流れています。

その他にアストラルエネルギー、エーテルエネルギー、生命エネルギー、精神エネルギー、生体エネルギーという各種エネルギーも流れていますが、霊性の高さ、すなわち霊格に関わるのは、プラーナとクンダリーニの流れになります。プラーナとクンダリーニの流れる量が多いほど霊性は高くなります。

霊性を下げるもの

プラーナとクンダリーニの流れを妨げるものが、霊性を下げているものですが、その一つが感情であり、この世的価値観です。感情が抑圧されると未解決な感情として潜在意識に留まります。これをインナーチャイルド（以下インチャ）と言います。インチャは感情のしこりであり、プラーナの流れを妨げます。

感情は、意志（純粋な願い）の流れが凝集した欲（強い願い）のことです。意志の流れがプラーナでしたから、感情とはプラーナが凝集したもので、この感情のしこり（インチャ）があると、プラーナの流れが妨げられ、霊性が下がってしまうのです。

またこの世的価値観は、善悪のある価値観のことで、この世的価値観からは、悪が生じ、悪からは否定が生じ、否定からは、悲しみ、恐れ、怒りの感情が生じ、感情はプラーナの流れを妨げるので、霊性が下がってしまいます。

また、この世的価値観は、ご神仏さまの価値観、すなわち悪（否定）のない価値観である霊性的価値観（その最たるものが、「全てを愛することが善」）とは異なるため、この世的価値観をたくさんもっていればいるほどクンダリーニの流れが抑えられ、霊性が低くなります。

霊性向上のためには、インチャの解放、この世的価値観の解放、誤った信念（誤った意識）の解放が必要になります。しかし、これが自力ではなかなかに大変なのです。

　この水のレメディーたちは、インチャの癒し、この世的価値観の軽減、誤った信念への気づきを促すものであり、プラーナとクンダリーニの流れを整え、霊性を向上させる働きがある素晴らしいレメディーたちです。

　プラーナの流れを妨げるものに心霊的な障りやカルマもありますが、それに対処できる水のレメディーもあります。

霊性の高い水と信仰

霊性の高い水は、その場所を管轄する非常に霊性の高いご神仏さまのプラーナ、クンダリーニがその水に溶けているから霊性の高い水となるのです。

さきほど言いましたが、霊性の高い水というのは、その場に霊性の高いご神仏さまがいるということなのです。そして霊性の高い場所というのは、ほとんどが信仰の場所でありました。

ですから、霊性の高い水というのは、その場所に霊性の高いご神仏さまがいるということが絶対条件となります。そして、その場所にご神仏さまを信じ敬う信仰があるということが大事になります。

大自然の中におわすご神仏さまならば、人間の信仰がなくても高い霊性を維持できると思いますが、人里にある神社やお寺であれば、どうしても欲からのお願いごとをする参拝者によって、ご神仏さまの高い霊性が穢されてしまうので、ご神仏さまを高い霊性で維持するには、神主や僧侶による清めが必要になってきます。

この神主や僧侶による祝詞や心経などによって、ご神仏さまはさらに一層霊性の高い存在になっていくと考えています。その霊性の高いご神仏さまのプラーナやクンダリーニが水に溶けて霊性の高い水になるということです。

水のレメディーができるまで

本書には、水の霊格や水のレメディーの霊性的な効果を書いていますが、私が調べたものではありません。私がいろいろな神社やお寺、山に登り、これはと思う水を汲んで、私の導師に見てもらい教えてもらったものです。

最初に水の霊格を見てもらいます。霊格70万以上の水は無条件にレメディーにしました。70万以下の場合は、重要と思われる場合のみレメディーにしました。

ただし、ご神仏さまから水のレメディーを作る許可が得られた場合です。レメディーを作る許可が得られない場合もあります。許可が得られない理由はさまざまあります。よくあるのは、「効果がありすぎるから」とか「すでにそこの水が病気治療の水として販売されているから」などの場合です。一部の人間だけに使用を許されるエソテリックレメディーというのも存在します。

効果がありすぎるというのは、人の潜在意識にしまわれている闇の部分を強制的に浮上させる効果が大きい場合です。

汲んだ水全てがレメディーになるわけではなく、だいたい5本汲んでくると1本が当たり、という感じです。2千メートル級の山を登ってとってきたのに、残念ということもあります。

そして霊格を見てクリアした後に、その水をレメディーにしたときの霊性的な効果を導師に見てもらいます。

解説やケースは『とようけTV』で

本書は簡易版として、水のレメディーの霊性的な効果のみを記したものにしました。私も多忙でなかなか本を作る時間がもてないからです。

その代わり、「３６種の水のレメディー第１弾」は、講演会の中でその霊性的な効果をかみ砕いてケースとともに私が説明しています。また、「３６種の水のレメディー第２弾」は、毎週１個の水のレメディーに絞って、「みなのホメオパシー」という番組を生中継でネット配信していました。ケースも含め充実した番組だったと思います。

第１弾の講演も「みなのホメオパシー」もとようけＴＶで無料配信しています。各水のレメディー毎にその番組のＱＲコードを付けておきますので、ぜひご視聴ください。

豊受会員となってログインすると、すぐに視聴できるので便利と思います。

水の霊格について

霊格というのは、上述したように霊性の高さを数字で表したものです。

水を汲むときの意識がとても大事で、水を汲むときの自分の意識によって水の霊性が変化します。水を汲むときは、神聖な気持ちと感謝の気持ちをもって汲むことが大切です。汲む前には、ご神仏さまに許可をお願いしてから汲みます。また祝詞や心経をしながら汲みます。

そして汲んだ後には、神社やお寺であれば、拝殿できちんとこの水をレメディーにすることの許可をお願いし、神社であれば、禊祓いを、お寺であれば、般若心経を唱え、感謝の気持ちを捧げます。

こうしていただいたお水を大事に保存して東京まで持ち帰り、できるだけ速やかにレメディーにしますが、導師に見てもらうまでに時間がかかりますから、その間に霊格が下がってしまうこともあります（導師に見てもらうまでは神棚で保存します）。

また、私自身５年前と今では霊格が全然違いますから、必然水を汲むときの意識も変わっており、今でしたらその水本来あるべき霊格を保ったまま汲むこともできます。

ですから、霊格を記していますが、あくまで一つの目安と考え、絶対視しないようお願いします。

水のレメディーのとりかた

水のレメディーのとりかたですが、まず一つのレメディーに絞りましょう。まず一つに絞って、それを1日1粒で10日間毎日とります。10日の間で良くも悪くも変化があった場合、感情が出るとか、新しい症状が出るとか、体調や気分が悪くなるとか良くなるとか、既にある症状が悪くなるとか良くなるとか、良きにつけ悪しきにつけ変化があった場合、さらに続けて5日間、1日1粒でとってください。これで合計15日間になります。

そして、その5日の間でまた変化があったら、またさらに1日1粒で5日間とってください。これで合計20日になります。

このように変化があり続ける限り、1日1粒で5日間を延長してとり続けてください。

もし最初の10日間で何の変化も感じられなかったら、そのレメディーは終了して、次のレメディーを一つ選択して、同じように1日1粒で10日間とってください。

水のレメディーをとって反応が出るまでには、個人差がありますが、10日間ほどとれば何かしら変化を感じられると思います。何の変化も感じられない場合、そのレメディーはあなたには必要ないということです。

最後に

皆さん。私が待ち望んだ魂に響くレメディーたちをぜひとっていただきたいと思っております。

この水レメディーが効果を発揮し、皆さんが本来あるべき魂の状態に近づき、愛と許し、慈悲心と信仰心が大きくなり、霊性が向上し、幸せが増え、生きるのが楽になることをただただ願っております。

もし効果があったと思ったら、そこの神社やお寺、山をイメージし、感謝を捧げていただけるとありがたいです。ご神仏さまは私たちが想像する何百倍も何千倍も私たちの成長を願い、お力を注いでくれています。水のレメディーをきっかけにご神仏さまとのご縁ができることを心よりお祈り申し上げます。

由井寅子

第1章

スピリットウォーター

I

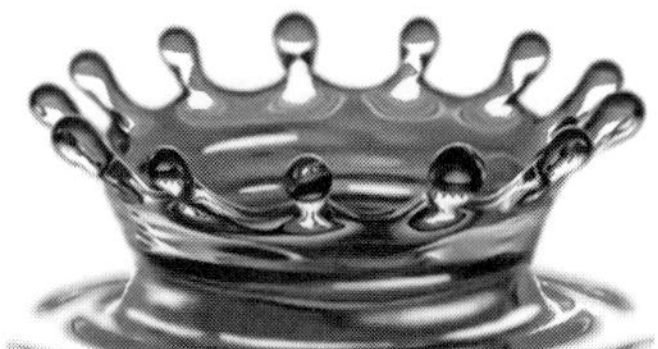

1. 天岩戸神社［岩清水］

京都府・福知山市

【名称】アメノイワトスイ／Amenoiwato-water

【採水】２０１９年7月8日

【霊格】９０万

【祭神】櫛岩窓戸命《くしいわまどのみこと》・豊岩窓戸命《とよいわまどのみこと》

【効果】アトピーや帯状疱疹などの皮膚の病気の状態をよくする。皮膚の病気になりやすい人の特徴は嫌だインチャ（嫌だやりたくないインチャ）が強い人。どういう嫌だインチャかというと、母から無視された状況で作られた嫌だインチャ。大事にされない、価値を認めてもらえない、評価されないなど、大事にされず、粗末にされた状況で作られた嫌だインチャ。嫌だインチャがあると、投げ出してしまいやすい。最後までやり切るとか、最後まで頑張るとか、そういう忍耐力に欠けてしまう。そういう（精神的に）幼い感じの人が多い。幼い感じの人は、魂の成長も遅くなる。天岩戸神社の水のレメディーをとることで、成長の遅れた魂の成長を促進してくれる。

2. 愛鷹山［愛鷹明神のエネルギー水］

静岡県・沼津市

【名称】アシタカスイ／Ashitaka-water

【採水】なし（ホメ水）２０１８年１２月３日

【霊格】４５万

【祭神】愛鷹明神

【効果】人から許してもらえない悲しみ、人から認めてもらえない悲しみを癒やす働きがある。

【補足】悲しみというのは、基本的に繋がりが切れたときに、再び繋がりたいと思う感情である。そして、繋がるために許してほしくて生じる感情である。許してほしくて人は泣き、再び繋がりたくて泣く。しかし許してもらえないと悲しみがインチャとなって残ってしまう。また、認めてもらえることで再び繋がれる（許してもらえる）と思って一生懸命頑張るが、どうしても認めてもらえない。そうするとやっぱり悲しくなって泣くのだが、それでもよく頑張ったなと言ってもらえないと悲しみがインチャとなって残ってしまう。このレメディーには、愛鷹明神の許しのエネルギーが溶けていて、このレメディーをとることで、悲しみを乗り越えて行くことができる。

3. 熱田神宮 ［手水］
愛知県・名古屋市

【名称】アツタスイ／Atsuta-water

【採水】２０１９年１１月６日

【霊格】９０万

【祭神】熱田大神（草薙剣：天照大神）

【効果】「特別に扱ってほしい」「一番に扱ってもらいたい」という意識がゆるんで霊性が高まる。

【補足】「特別に扱ってほしい」「一番に扱ってもらいたい」という意識の裏には、とても粗末に扱われた経験があり、「自分は粗末に扱われて当然の人間である」という自己卑下の意識がある。その両方の意識が癒される。

4. 血の池［白山・血の池の水］
石川県・白山市

【名称】チノイケスイ／Chinoike-water

【採水】２０１８年10月5日

【霊格】６０万

【祭神】菊理媛神・十一面観音菩薩

【効果】「自分のやり方じゃなきゃ駄目」という思い通りにしたいインチャがゆるんで霊性が高まる。

【補足】「自分のやり方じゃなきゃ駄目」という意識の裏には、自分がやったことを否定され、矯正され、コントロールされた経験（思い通りにさせてもらえない経験）があり、「自分は何事も正しくやることができない人間である」という自己卑下の意識がある場合がある。その場合は両方の意識が癒される。

5. 大山寺 ［湧き水］
鳥取県・大山町

【名称】ダイセンスイ／ Daisen-water

【採水】２０１９年12月17日

【霊格】１００万

【本尊】地蔵菩薩

【宗派】天台宗・別格本山

【効果】大切にされない、大事にされない、価値を認めてもらえない、存在を認めてもらえない、粗末に育てられて、この世に生まれて一つもよいことがなかったと思うほど、大事にされずに自分に自信がもてず、自己否定が強い人、誰からも相手にされず人との関わりをうまく築けずに社会に出ていけない人、引きこもりのような人に効果がある。引きこもりまで行かなくても、人から相手にされなくて自己否定の強い人には効果がある。

【補足】「自分は大事にされる価値のない人間である」という自己卑下の意識の裏には、「自分は大事にされて当然の人間である」というプライド意識がある。このプライド意識があるために大事にされない状況を受け入れることができず、引きこもってしまう。その両方の意識が癒される。

6. 永平寺［白山水］
福井県・永平寺町

【名称】エイヘイスイ／Eihei-water

【採水】２０１９年１０月１４日

【霊格】９０万

【本尊】釈迦如来・阿弥陀如来・弥勒菩薩

【宗派】曹洞宗・大本山

【効果】かなり偉そうな人に良いレメディー。人からよくしてもらって当たり前、特別にしてもらって当たり前、自分に対して少しでも無礼なことをしてはいけない、不遜な態度、行為をしてはいけない、敬え、かしずけ、尊敬せよ、賞賛せよ、褒めろ、ちやほやしろ。王さま、女王さま、殿さま、姫さま的な人に、そこをゆるめる働きがある。

【補足】王さま、女王さま、殿さま、姫さま意識というものは、過去（過去世や先祖の意識を含む）にそのような立場にいた経験から生じる場合もあるが、いずれにせよその意識の裏には、奴隷のような扱いをされた経験があり「自分は奴隷のように扱われて当然の人間である」という自己卑下の意識がある。その両方の意識が癒される。

7. 両子寺・奥の院［不老長寿の水］

大分県・国東市

【名称】フタゴスイ／ Futago-water

【採水】２０１９年2月１２日

【霊格】７０万

【本尊】十一面千手観音菩薩

【宗派】天台宗

【効果】他人が自分と違う考え方をもっていることを許せない意識が小さくなって許せるようになる。たとえば、反対意見を言われても気にならなくなるとか、否定されても怒らなくなるなど。

【補足】「自分は常に正しく考えることのできる人間である」というプライド意識の裏には、自分の考えを否定された経験があり、「自分は常に正しく考えることのできない人間である」という自己卑下の意識がある。その両方の意識が癒される。

8. 軍刀利神社・奥の院［軍荼利川の水］

山梨県・上野原市

【名称】グンダリスイ／Gundari-water

【採水】２０１９年1月1日

【霊格】７５万

【祭神】日本武尊（旧・軍荼利夜叉明王）

【効果】カルマ、障り、ネガティブな想念、インチャの想念、間違った食べ物、飲み物、毒、予防接種（ワクチン）によって魂が傷を負う。そうしてできた魂の傷を修復する力がある。このレメディーをとることでカルマがなくなるわけではない。カルマがなくなりやすい状況になるとか、カルマが解消されても、傷がまだ残っている場合によい。魂の傷はすぐにできるが、すぐには治らないから、このレメディーが必要になる。

9. 八剣宮［手水］
愛知県・名古屋市

【名称】ハッケングウスイ／Hakkengu-water

【採水】2019年11月6日

【霊格】90万

【祭神】熱田大神（草薙剣：天照大神）

【効果】「自分は他者からひどい目に合わされるに決まっている」「自分は他者からひどい扱いされて当然だ」「自分は他者からひどい目にあわされても傷つけられてもしょうがない」と思っている意識が薄らいで霊性が高まる。

【補足】親から暴力を受けたり酷い目に合わされた人、いじめられた経験がある人などは、そんな意識はもっていないと思っていても、深い部分でこのような意識をもっていることが多い。そして、「他者は自分をひどい目にあせてはいけない」「他者は自分を大事に扱わなければいけない」という意識も同時にもっていることが多い。

10. 桧原神社 ［手水］

奈良県・桜井市

【名称】ヒバラスイ／Hibara-water

【採水】２０１９年11月5日

【霊格】１００万

【祭神】天照大神・伊弉諾尊・伊弉冉尊

【効果】負けたくない、コントロールされたくない、人の命令や指図を受けたくない、人に頭を下げたくない、人に頭を下げるのは嫌だという人が、勝ち負けにこだわらなくなって、負けてもいいと思えるようになる。謙虚になって人に譲れるようになる。

11. 比沼麻奈為神社［手水］
京都府・京丹後市

【名称】ヒヌマスイ／ Hinumamanai-water

【採水】２０１９年7月8日

【霊格】７０万

【祭神】豊受大神

【効果】「他者は自分を特別扱いしなければならない」「他者は自分を一番大事にしなければならない」「他者は自分を優先しなければならない」というような偉そうインチャ。お坊ちゃん、お嬢ちゃん意識をもっている人。こういう人は、エゴが強く、自己中で、自分さえよければいいという人で、肝臓の病気になりやすい。このような自己中で肝臓の病気を患っている人は、謙虚さがなく、利他心に欠け、人のせいにし、信仰心が少なく、霊性が高まり難い。もし適性霊格（本来あるべき霊格）が高いと、リアル霊格（実際の霊格）と適性霊格の間で霊性の不一致が生じ、霊性の不一致からの症状が出やすく、治り難い病気になりやすい。このレメディーをとることで、このような自己中で自分さえよければいいという意識や特別扱いしろ、一番大事にしろ、最優先しろ、という意識がゆるみ、霊性を修正する効果がある。

12. 飯縄山［石清水］
長野県・飯縄町

【名称】イイヅナスイ／Iizuna-water

【採水】２０１６年１１月２６日

【霊格】６０万

【本尊】飯縄権現

【効果】この水のレメディーには、

①５千の肉体レベルの力（肉体的なものを治す仏さま）

②３．３万のメンタルレベルの力（飯縄山の仏さま）

③１０万の霊性を正す力（由井の先祖代々を守る仏さま）

の三つが入っている。

このレメディーをとる人に合わせて必要な力が出てくる。だから霊性の不一致による悪化を起こさない。全ての人に合うレメディー、不思議なレメディー。体・心・魂三位一体のレメディー。

【補足】この飯縄山の石清水が、水のレメディー第1号である。飯縄山から水のレメディーは始まった。

13. 猪群山［ストーンサークルのエネルギー水］
大分県・豊後高田市

【名称】イノムレスイ／Inomure-water

【採水】なし（ホメ水）２０１９年2月１３日

【霊格】４０万

【祭神】飯牟礼神《イイムレノカミ》

【効果】セックスがいつもよりもよくなる。セックスするにあたっていい状態になる。男女の性のバイブレーション、マッチングがよくなる。

【補足】人を嫌う気持ちがゆるんで人を愛せるようになる。人を嫌う気持ちが減ると人を許せるようになる。「人を嫌う。理屈でなく嫌う。何となく嫌い。よくわからないけど好きになれない」などの気持ちの奥に、性的なものが隠れている場合がある。どこかで男性は支配したいという意識があり、女性は支配されたくないという意識がある。男性の支配的、偉そうな態度はセックスと関係している。このレメディーをとることで、男性は支配しようとする意識、偉そうにする意識がゆるみ、また女性をもののように扱い、快楽のはけ口と見なすような低いセックス意識が改善する。一方、女性は男性の支配的な部分、偉そうな態度、女性を見下すことを嫌う気持ちがゆるんで、男性を受け入れる器が大きくなり、セックスがよくなる。

14. 石上神宮［手水］

奈良県・天理市

【名称】イソノカミスイ／Isonokami-water

【採水】２０１９年１１月６日

【霊格】１４０万

【祭神】布都御魂大神《ふつのみたまのおおかみ》・布留御魂大神《ふるのみたまのおおかみ》・布都斯魂大神《ふつしみたまのおおかみ》

【効果】

①肉体：痒みを抑える効果がある（アトピーや蕁麻疹など）。

②霊性：「変わりたくない」「動きたくない」「成長したくない」そのような成長を止めている意識がゆるんで霊性が高まっていく。やりたくない意識にもよい。

15. 石清水八幡宮・石清水社 ［井戸水］

京都府・八幡市

【名称】イワシミズスイ／Iwashimizu-water

【採水】２０１９年１２月１７日

【霊格】９０万

【祭神】天之御中主神

【効果】この世的価値観に重点を置き、かんながらの道に沿うことのできない者に対し、煩悩をゆるめ、インチャを滅し、霊性的価値観への移行をスムーズに行うために、許しの力が増すようアシストする働きがある。

【補足】この世的価値観とは、善悪のある価値観を言う。たとえば、「優秀であることが善、優秀でないことが悪」などの価値観である。この世的価値観からは悪が生じ、悪からは否定が生じ、否定からは苦しみが生じる。この世の苦しみはこの世的価値観から生じる。一方、霊性的価値観とは、悪のない価値観、善だけの価値観を言う。たとえば、「優秀であることが善、だけど頑張っても優秀になれなかったらそれでもいい」などの価値観である。ここには駄目でもいいという許しがある。許しの力が増すことで、霊性的価値観への移行がスムーズになる。霊性的価値観に移行することで、願いが純粋なものとなり、願いが叶う。

16. 出雲大社［手水］
島根県・出雲市

【名称】イズモスイ／Izumo-water

【採水】2019年9月17日

【霊格】100万

【祭神】大国主神

【効果】「他者は自分のものをもって行ってはいけない」という価値観が強い人。自分のものを誰かにもって行かれたくない。自分のものを出したくない、失いたくないという思いの強い人。愛する人が亡くなったり、奪われたり、ある日殺されたり、事故で亡くなったり、ペットが死んだり（ペットロス）とか、好きな芸能人が死んだり、好きな番組が終わってしまったり（番組ロス）など何かを失い、悲しみにくれて、元気がなくなり、病気になってしまう人。あるいは、地位や名誉、自分がもっているものを全て失って絶望的な苦しみから立ち直れない人。そのような失いたくない思いの強い人や失って苦しんでいる人を癒す働きがある。

【補足】国津神である大国主神が葦原中国《あしはらのなかつくに》（日本）を天津神である天照大神に献上する国譲りにおいて、国津神は日本を失いたくないという気持ちが強かったのかもしれない。そんな国津神の無念さを癒す働きが出雲大社にはあるのかもしれない。

17. 伊豆山神社［手水］

静岡県・熱海市

【名称】イズサンスイ／Izusan-water

【採水】２０１９年１１月１２日

【霊格】８０万

【祭神】天忍穂耳尊《あめのおしほみみのみこと》・拷幡千千姫尊《たくはたちぢひめのみこと》・瓊瓊杵尊《ににぎのみこと》

【効果】魂の動きを止めているもの、ご神仏さまからの光、みはたらき、お力をブロックしようとする霊性の状態をゆるめる働きがある。ブロックしようとする霊性の状態とは、「成長したくない」「大人になりたくない」「子どものままで甘えていたい」という意識をもっている状態。その意識は、無意識の場合もあるし自覚している場合もあるが、そのような意識をゆるめてくれる働きがある。

18. 弘仁寺・奥の院［閼伽《あか》井戸の水］

奈良県・奈良市

【名称】コウニンスイ／Konin-water

【採水】２０１９年3月３１日

【霊格】７０万

【本尊】虚空蔵菩薩《こくぞうぼさつ》

【宗派】真言宗・高野山真言宗

【効果】その人の魂が欲する、望む方向、望むことを後押ししてくれる、力になってくれる、アシストする働きがある。

19. 紺屋が池 ［白山・池の水］
石川県・白山市

【名称】コンヤガスイ／ Konyaga-water

【採水】２０１８年10月5日

【霊格】７０万

【祭神】菊理媛神・十一面観音菩薩

【効果】骨の病気をよくする働きがある。

【補足】骨というのは、過去世の影響を受ける。骨は過去世で人に尽くせたか尽くせなかったかによって変わってくる。
人に尽くせた人は骨が強くなる。尽くせなかった人、自己中な人は今世で骨が脆くなる。骨の強さは信仰心と関係がある。
信仰心の強い人は骨が丈夫で、信仰心の弱い人は骨が弱くなる。自分の過去世や先祖の悪事が骨の病気を作る。骨の病気になる人は信仰心が弱い。骨の病気をよくする働きがある紺屋が池のレメディーは、信仰心を高め、自己中な心をゆるめ、人に尽くそうという気持ちが出てくる働きがある。

20. 九頭龍神社［手水］

東京都・檜原村

【名称】クズリュウスイ／ Kuzuryu-water

【採水】２０１９年2月１６日

【霊格】８０万

【祭神】九頭龍大神《くずりゅうのおおかみ》・天手力男命《あめのたぢからおのみこと》

【効果】魂が向かうべき方向に迷わずに進むようになる。苦痛から逃げたり、インチャの言いなりになったり、楽になろうとするところが直ってくる。

【補足】苦痛から逃げたり、インチャの言いなりになったり、楽になろうとするところが直るということは、自分がそのような弱い人間であると自覚できるようになるということでもある。

駄目な自分、弱い自分、そのような等身大の自分を自覚することができてはじめて、自分を変えようとする意志をもつことができ、自分を変えようとする意志をもつことができてはじめて、行動が変わるのである。

21. 真名井神社［天の真名井の水］

京都府・宮津市

【名称】マナイスイ／Manai-water

【採水】２０１９年7月7日

【霊格】７０万

【祭神】豊受大神

【効果】自分のことを評価してもらいたい、賞賛してもらいたい、注目されてちやほやしてほしい。そういういい人、偉い人、できる人願望がある。よく思われて当たり前という意識があって、よく思われないと不満を持つ。不満が評価しない相手に向かうのではなく、頑張れない自分に向かう。なんて自分は駄目なやつ、頑張りが足りないやつ、努力が足りない自分は駄目と自分に対する苛立ち、自分を責める。人のせいにしたくない非常にまじめなタイプの人。そういう人は、不眠症になり、頑張っても頑張っても駄目なんだと思って疲労している。いつも暗く、ネガティブで沈んでいるような性格で、そういう状態になると、どうせ何やっても駄目なんだ、どうせ自分は駄目と思い、どんどん落ちてゆく。そしてやる気がなくなって生命エネルギーが低下し、それに伴って、精神エネルギー、生体エネルギーも低下し、エーテルエネルギー、アストラルエネルギーもどんどん落ちていって、最終的にプラーナやクンダリーニエネルギーが落ちて、霊性も落ちてくる。そしてリアル霊格と適性霊格とのギャップ（霊性の不一致）によって治り難い病気になる。そういう人の霊性を修正する力がある。

22. 溝ノ口洞穴［洞穴内の湧水］

鹿児島県・曽於市

【名称】ミゾノグチスイ／Mizonoguchi-water

【採水】２０１８年４月１６日

【霊格】２０万

【効果】四つ足の動物（犬・猫・牛など）を元気にさせる。動物の滋養強壮剤。

【補足】人の場合は、本能で動いている人、感情のコントロールができない人、自分の思い通りにやらないと気が済まない人、誰にも邪魔されたくない人など、ある意味動物的な人によく、自分をコントロールする力、抑える力、エネルギーをうまく小出しに出せる能力がつく。たとえば、怒りだしたら手が付けられない、怒りを爆発させて全力を使い果たすような人によい。エネルギーの無駄使いがなくなる。動物の場合は、エネルギーを出し過ぎるものには抑える働きがあり、エネルギーの弱ったものには強くする働きがある。人間の場合は、エネルギーを出し過ぎる場合に抑える働きがあるが、エネルギーの弱った人を強くする働きはない。

23. 文殊仙寺［智恵の水］

大分県・国東市

【名称】モンジュセンスイ／Monjusen-water

【採水】２０１９年2月１１日

【霊格】９０万

【本尊】文殊菩薩

【宗派】天台宗

【効果】霊性向上を止めている意識。その意識は、優秀インチャだが、ただの優秀インチャではなく、魂に影響を与えるほどの「他者よりも優秀でいたいという意識」が小さくなる。それによって霊性が向上する。

【補足】魂に影響を与えるほどの「他者よりも優秀でいたいという意識」をもってしまった背景には、魂が傷つくほど馬鹿にされ、見下され、軽んじられた経験があるということである。そうして、魂に影響を与えるほどの馬鹿にするな、見下すな、軽んじるなという意識があるということである。この文殊仙寺のレメディーをとることで、そうした魂の傷も癒される。

24. 鍋割山 ［川の水］
東京都・青梅市

【名称】ナベワリスイ／ Nabewari-water

【採水】２０１８年１２月８日

【霊格】８０万

【効果】「自分は誰からも必要とされない」「自分は誰からも認めてもらえない」「自分はみんなから駄目なやつと思われている」という意識がゆるむ。自己卑下の強い人、自尊心の低い人によい。

25. 成相寺［手水］

京都府・宮津市

【名称】ナリアイスイ／Nariai-water

【採水】２０１９年7月8日

【霊格】９０万

【本尊】聖観世音菩薩

【宗派】真言宗・橋立真言宗

【効果】ネグレクトされ、相手にされない、無視され、粗末に扱われた悲しみのインチャをもっている人で、無視されることによる悲しみが特定の部分のプラーナを弱める。それが大腸。大腸の症状が出ている人で、悲しみのインチャが強くて人の輪に入っていけない人、受け入れてもらえないという思いから人間嫌いの人の傷ついた魂を修復してくれる働きがある。

26. 大神山神社［手水］
鳥取県・大山町

【名称】オオガミヤマスイ／Ogamiyama-water

【採水】２０１９年１２月１７日

【霊格】８０万

【祭神】大己貴命

【効果】「他者は自分を無視したり冷たくしてはいけない」という意識が強く、人から少しでも存在価値を認めてもらえないような状況になると過敏に反応し、「どうせ自分は大事にされる価値がない」と拗ねたり、落ち込んでしまうタイプの人は、気持ちが後ろ向きでネガティブなためエネルギーが落ちてしまう。それで魂が弱って霊性が下がってしまう。そういう人に大丈夫なんだという気持ちにさせて、魂が元気になって、前向きになって、だんだん強くなれる。落ち込みやすい人によい。

【補足】どうせ自分は愛される価値も大事にされる価値もないと落ち込む人は、「自分は愛される価値も大事にされる価値もない」と信じているけれど、そこをしっかり認識することから逃げている。だから駄目な自分を許すこともできない。駄目な自分を許せていないのでネガティブになってしまう。駄目な自分を許せたらその分だけ落ち込むことが減る。少しぐらい駄目でもいいんじゃないかという気持ちにさせてくれる。

27. 大歳御祖神社［手水］

静岡県・静岡市

【名称】オオトシミオヤスイ／Otoshimioya-water

【採水】２０１９年１０月２３日

【霊格】８０万

【祭神】大歳御祖命《おおとしみおやのみこと》＝神大市比売《かむおおいちひめ》

【効果】見下されたり、駄目なやつ扱いされて、自分は価値のないやつと思われたとき生じる不満や怒りを和らげる働きがある。

【補足】自分は価値のないやつと見下されることで不満や怒りが生じるということは、駄目な自分をしっかり認識しておらず、自分は駄目でないというプライド意識で自分を守っているということである。見下されたときに、勇気をもって相手の言い分を認め、素直に駄目な自分を認めることができたら、不満や怒りは生じない。不満や怒りを和らげる働きがあるこのレメディーは、相手を受け入れる器、駄目な自分を受け入れる器を大きくしてくれる働きがある。

28. オヤマ沢 ［小至仏山由来の水］
群馬県・片品村

【名称】オヤマスイ／Oyama-water

【採水】2018年10月16日

【霊格】90万

【効果】霊性の部分に働きかけて信仰心を目覚めさせて霊格を高める働きがある。

29. 逆さ燧《ひうち》の池 ［尾瀬・逆さ燧《ひうち》の池の水］
群馬県・片品村

【名称】サカサヒウチスイ／Sakasahiuchi-water

【採水】2018年10月16日

【霊格】80万

【効果】正しい細胞分裂を助ける働きがある。

【補足】癌は病気であり、正しくないインチャからの細胞分裂だから、「正しい細胞分裂を助ける働きがある」ということは、癌などの正しくない細胞分裂を抑制する力があるということ。

30. 仙丈ヶ岳［2900 m地点の湧水］
長野県・伊那市

【名称】センジョウスイ／Senjyogatake-water

【採水】２０１８年8月21日

【霊格】７０万

【効果】相手に愛されたいという気持ちをゆるめられる。愛されたいという気持ちをゆるめられるので、認めてもらいたい、よく思われたい、わかってもらいたいという期待が減り、生きるのが楽になる。愛される価値もないと自分を否定する気持ち、自己卑下感がゆるむということであり、自己価値を向上させる効果があり、霊性向上に繋がる。

「自分は人に迷惑をかけ、足手まといになる駄目な人間である」という意識がゆるみ、人から認めてもらえる、人から受け入れてもらえる気持ちが出てきて自信がついてくる。一歩前に踏み出す気持ちになれる。

【補足】自己価値の向上とは、できる自分になるということではなく、駄目でもいいんだとどれだけ思えるかにある。自分は駄目だけど、そんな自分をどれだけ許せるか、許せたら、許せただけ、自分の価値がでてくる。それは、自分の価値を下げていたものがなくなるからである。自己価値を求めるようになってしまったのは、この世的価値観で否定されたからである。そして自分に価値がないと信じたからである。存在の価値、愛される価値を取り戻したくて頑張ってきた。自己価値が高まったら愛されることを求めなくなる。愛されることを求めなくなると、評価されることも求めなくなるから、恐れから頑張らなくなる。そうすると生きるのが楽になる。自己価値を向上させるこのレメディーは、駄目な自分を許せる、愛せるようになるレメディーということ。「自分なんてこんなものさ、でもそんな自分を私は愛するよ」。これが自己肯定感を生み、自信を生む。駄目な自分を認め、受け入れることが自信なのであり、価値ある人間になることで自信がつくのではないのである。

31. 専照寺［手水］
福井県・福井市

【名称】センショウスイ／Sensho-water

【採水】２０１９年１２月１７日

【霊格】８０万

【本尊】阿弥陀如来

【宗派】浄土真宗

【効果】強いものにはへこへこし、弱い者には上から強気にでる。そういう弱いくせに虚勢を張って自分を強く見せたがる自己評価の低い者、自信のない者に力と勇気を与え、恐れをゆるめて誰にでも同様に接せられるようになる働きがある。

32. 至仏山［石清水］
群馬県・片品村

【名称】シブツスイ／Shibutsu-water

【採水】2018年10月16日

【霊格】190万

【本尊】阿弥陀如来

【部位】価値を認めてもらえなかったときに生じた怒りを鎮める働きがある。馬鹿にされたり、駄目なやつと言われたりと、優秀インチャが刺激されることでスイッチが入る（火が付く）怒りが生じる元を軽減してくれる力がある。

【補足】馬鹿にされたり、駄目なやつ扱いされることで怒りが生じるということは、駄目な自分、価値のない自分を真正面から認めておらず、自分は駄目でない、価値ある人間であるというプライド意識で戦っている状態である。怒りが生じる元はこのプライド意識にある。たとえば「私は全ての人がひれ伏すほどの優秀な人間である」という意識などである。このようなプライド意識を軽減してくれる働きがある。

33. 須我神社・奥宮 ［神泉坂根水］
島根県・雲南市

【名称】スガオクスイ／Suga-okumiya-water

【採水】２０１９年9月17日

【霊格】９０万

【祭神】須佐之男命《すさのおのみこと》・奇稲田比売命《くしいなたひめのみこと》・
清之湯山主三名狭漏彦八島野命《すがのゆやまぬしみなさろひこやしまのみこと》

【効果】アストラルエネルギーやエーテルエネルギーを障りに吸われたり、感情の乱れや誤った考え、行動によって消耗したエネルギーを元通りにする効果がある。また、意気消沈してやる気をなくし、生きる気力がなくなり、魂の力が弱っている人の魂に活力を与え、元気にする効果がある。

34. 富士山本宮浅間大社・水屋神社

［湧玉池の水］

静岡県・富士宮市

【名称】ワクタマスイ／Wakutama-water

【採水】２０１８年１２月４日

【霊格】１００万

【祭神】木花之佐久夜毘売命

【効果】精神的には、理想的な自分になっていない自分を許せる（駄目な自分を許せる）。自己卑下が減って自己肯定感が増してくる。霊性的には、魂の汚れが落ちる。ご神仏を信じる力が増して信仰心が向上する。

35. 弥彦山 ［石清水］
新潟県・弥彦村

【名称】ヤヒコスイ／Yahiko-water

【採水】２０１８年4月9日

【霊格】８０万

【祭神】天香山命《あめのかごやまのみこと》・熟穂屋姫命《うましほやひめのみこと》

【効果】思いやりをもてる。人の痛みがわかるようになる。自分の痛みもわかるようになる。人と自分の心と体の痛みがわかるようになる。

【補足】共感力、慈悲心を高められるレメディー。人の心と体の痛みに共感できないと、本当の思いやりというのはもてない。本当に優しい人間にはなれない。人の痛みに共感できてはじめて、本当に優しくできるものなのだ。人と自分は違うから、本当に人の痛みを理解することは誰にもできない。だから、人の痛みを理解しようと頑張る必要がある。このレメディーをとることで、人の心と体の痛みを理解する力が増えるというのは素晴らしい。人を思いやる心が増えることで、人を受け入れる力、許す力、愛する力が増え霊性が高まる。そして自分のインチャ癒しが進まないのは、自分のインチャへの共感力、慈悲心が足りないからである。自分への共感力、慈悲心を高められるこのレメディーは、インチャ癒しを加速してくれるだろう。

36. 薬莱《やくらい》神社［手水］

宮城県・加美町

【名称】ヤクライスイ／ Yakurai-water

【採水】２０１９年3月２５日

【霊格】７０万

【祭神】大己貴神・少彦名命

【効果】「自分さえよければいい」という自己中心的な考え方をもったときにできた魂の傷を修復する効果がある。魂の傷の修復によって利他の精神が芽生える、育つ、大きくなる効果がある。

【補足】人の魂は神の分霊であり、全てによって生かされている理を知り、全体生命の全体幸福を願う存在である。したがって、自分さえよければいいという自己中心的な考えをもつことは魂を傷つけることになる。この魂を傷を癒す効果があるということは、他の幸福を願う利他心が目覚め大きくなるということである。利他心を高められるレメディー。

第2章

スピリットウォーター

Ⅱ

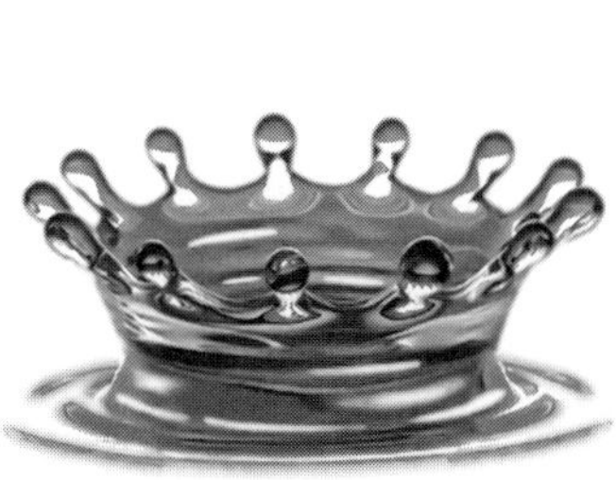

1. 熱田神宮・清水社［湧き水］
愛知県・名古屋市

【名称】アツタシミズスイ／Atsuta-shimizu-water

【採水】２０２３年3月２３日

【霊格】２５０万

【祭神】弥都波能売神

【効果】幼児性の強い、やりたくない、頑張りたくない、苦しいのは嫌だ、というような後ろ向きで弱きでへたれな意識をゆるめて減らし、普通に頑張れる人にしてくれる働きがある（普通に根性のある人にしてくれる働きがある）。

2. 棒ノ折［川の水］
埼玉県・飯能市

【名称】ボウノオレスイ／Bonoore-water

【採水】２０２０年１２月３１日

【霊格】３５０万

【効果】肉体・精神・感情・心・魂の人間のすべてを清浄にする力がある（意識を整え、感情の乱れを鎮め、心が安定し、障りはとれ、霊性向上し、体の不安定が整う）。

3. 朝護孫子寺［水屋の水］

奈良県・平群町

【名称】チョウゴソンシスイ／Chogosonshi-water

【採水】2021年3月10日

【霊格】70万

【宗派】真言宗・信貴山真言宗総本山

【本尊】毘沙門天

【効果】他者を激しく憎み、他者を攻撃して、叩きのめしてやる、ぶっ潰してやる、というような修羅の意識がゆるみ、戦うこと、争うことが愚かなことなのだと理解させる働きがある。

4. 大池寺［手水］

滋賀県・甲賀市

【名称】ダイチスイ／Daichi-water

【採水】2021年3月10日

【霊格】70万

【宗派】臨済宗・妙心寺派

【本尊】釈迦如来

【効果】自分の中の改善すべき問題点に気付きながら、認めることができず、他人や周囲の問題にすり替え、その問題に向き合うことから逃げたくなる意識を改める働きがある。

5. 不動の滝［毘沙門堂近くの滝］
静岡県・伊豆の国市

【名称】フドウビシャモンスイ／ Fudo-bisyamondo-water

【採水】２０２２年6月21日

【霊格】２００万

【効果】他者は自分に対して、優しくしてくれない、感謝がない、冷たい、差別する、無視する、嫌っている、そのようなネガティブな気持ちをもっているという思い込みがゆるんでくる。相手のことをよく思えるように変わってくる。

6. 不動の滝
静岡県・伊豆の国市

【名称】フドウイズノクニスイ／ Fudo-izunokuni-water

【採水】２０２２年6月21日

【霊格】＊＊＊

【効果】魂の迷いを減らす効果がある。この世的価値観、インチャ、我欲に流されて正しい道を歩めず、方向を見失っている人に、その迷いに気づかせ、正しい方向に向かわせる働きがある。

7. 布留の滝［桃尾の滝］
奈良県・天理市

【名称】フルスイ／Furu-water

【採水】２０２１年3月8日

【霊格】２４０万

【効果】世の中の全ての人を見下さずにはいられない（プライド意識）程の自己卑下（インチャ意識）の強い人の意識を和らげ、信仰心をもたらせる働きがある。

【補足】現在桃尾の滝と呼ばれているが、元々は布留の滝と呼ばれていた滝で、今でも地元ではそうよばれている。

プライド意識があるとき、必ず自己卑下するインチャ意識がある。強いプライド意識があるということは、それだけ強い自己卑下するインチャ意識があるということである。強いプライド意識で自分を守らなければ生きて行けなかったということである。

8. 元三大師堂［手水］

滋賀県・大津市

【名称】ガンザンダイシスイ／Ganzandaishi-water

【採水】２０２３年4月２３日

【霊格】３５０万

【宗派】天台宗

【本尊】元三大師（良源）

【効果】絶対に負けたくない。たとえ負けても絶対に泣かないし、涙は見せない、落ち込まない、少しも凹まない、弱音を吐かない、弱気にならない。そのような、自分の弱さを認められないために無理し続けて心身ともにボロボロになり、それでも考え方を変えずに我を通そうとする頑固者の負けず嫌いの意識をゆるめて、気持ちを丸くし穏やかな人間にする働きがある。

【補足】負けたくないという意識もプライド意識である。その裏には弱い自分がいる。負けず嫌いの意識をゆるめる働きがあるということは、弱い自分を認め、そんな弱い自分を許せる働きがあるということである。

9. 八海山尊神社・元宮

［滝の水］　新潟県・南魚沼市

【名称】ハッカイサンモトミヤスイ／ Hakkaisan-motomiya-water

【採水】２０２１年１１月１日

【霊格】２５０万

【祭神】国狭槌尊・瓊瓊杵尊・木花咲耶姫尊・大山祇尊・日本武尊

【効果】他者を必要としない、人との関係を深めたくない、人間嫌い、そういう人嫌いなところがゆるんできて、他者を嫌ったり、悪く思う意識が減ってくる。人を好きになり、人間関係がよくなる。

…………………………………………………………………

10. 八海山尊神社・里宮

［金剛霊泉］　新潟県・南魚沼市

【名称】ハッカイサンサトミヤスイ／ Hakkaisan-satomiya-water

【採水】２０２１年１１月１日

【霊格】３４０万

【祭神】国狭槌尊・瓊瓊杵尊・木花咲耶姫尊・大山祇尊・日本武尊

【効果】「自分は人から大切にしてもらえる価値のない人間である」という自己卑下が和らぐ。また、相手の良いところが見えてくるようになる。そうして、相手のことをポジティブに受け取れるようになり、人のことを好きになる（自己卑下が減って利他心が増える）。

11. 一言主神社 ［手水］
奈良県・御所市

【名称】ヒトコトヌシスイ／ Hitokotonushi-water

【採水】２０２１年3月8日

【霊格】１２０万

【祭神】一言主大神・幼武尊（雄略天皇）

【効果】ご神仏さまに対して疑いや反発する意識をゆるめて、ご神仏さまやご神仏さまの働きを認めて受け入れるようになる効果がある。

12. 石上神社 ［手水］
奈良県・天理市

【名称】イソノカミスイツー／ Isonokami2-water

【採水】２０２１年3月8日

【霊格】１００万

【祭神】石上大神

【効果】怒りと悲しみの感情、そして怒りと悲しみを作る意識や価値観をゆるめて、クンダリーニエネルギーの上昇する力を強化する働きがある。

13. 浄玄寺［手水］
長野県・飯田市

【名称】ジョウゲンスイ／ Jyogen-water

【採水】２０２０年9月14日

【霊格】１００万

【宗派】浄土宗

【本尊】阿弥陀如来

【効果】

肉体…ミトコンドリアが元気になる。老化防止。細胞活性。

精神…「他者は自分によくしなければならない」という意識（ワンマン社長的な意識）がゆるむ。

霊性…霊性的な感覚がアップする。
霊性的な能力が目覚めやすくなる。

14. 神峯山《かぶさん》寺［手水］

大阪府・高槻市

【名称】カブサンスイ／Kabusan-water

【採水】２０２０年3月8日

【霊格】１００万

【宗派】天台宗

【本尊】毘沙門天

【効果】体の中の炎症（皮膚などの体の表面の炎症ではなく、肺炎とか癌とか体の中の炎症）を抑える効果がある。炎症からくる痛みは抑えられるが、痛みそのものを抑える働きはない。

15. 上賀茂神社［手水］

京都市・北区

【名称】カミガモスイ／Kamigamo-water

【採水】２０２３年7月２４日

【霊格】１００万

【祭神】賀茂別雷大神

【効果】受け入れてもらいたい、歓迎されたい、といういい子インチャの強い人で、少しでも冷たくされたと感じられたときに、どうせ自分なんかと拗ねたり、引いてしまう。そういう弱気な傷つきやすい人に対して、その自己卑下をゆるめて勇気を与える働きがある。人付きあいが楽になって生きるのが楽になる。

【補足】少しでも冷たくされると拗ねたり、引いてしまうのは、「自分は他者から受け入れてもらない人間である」「自分は他者から歓迎してもらえない人間である」と信じているけれど、恐くてそこをしっかりと認識することから逃げているからである。このレメディーをとることで受け入れてもらえない、歓迎してもらえない駄目な自分を認める勇気とそんな駄目な自分を受け入れる勇気を与えてくれ、自己卑下をゆるめることができる。

16. 橿原神宮［手水］
奈良県・橿原市

【名称】カシハラスイ／ Kashihara-water

【採水】２０２２年6月5日

【霊格】２００万

【祭神】神武天皇・媛蹈鞴五十鈴媛命

【効果】幼児性と自己卑下を癒す力がある。橿原神宮からのメッセージそのまま。

【補足】橿原神宮を参拝したときにいただいたメッセージは、以下の通りである。

◎疲れたくないとか、責任をとりたくないというのは、幼児的な考え方、意識、子どもっぽい考え方である。最後まで投げずに責任をとれる、責任を負える大人の考え方、意識をもてるように変わるだろう。

◎自分は大事にされない、自分は大切にされない、優しくしてもらえない、愛される価値がない、というような自己無価値感、自己卑下する意識が減ってくる。

【補足】幼少期に愛されない経験をすることで、自分は愛される価値がないと信じ、自己無価値感、自己卑下する意識が生まれ、頑張ることも責任をとることもできない幼児性が強くなる。

(参照：天岩戸神社のレメディー)

17. 鹿島神宮 ［手水］
茨城県・鹿嶋市

【名称】カシマスイ／ Kashima-water

【採水】２０２３年3月8日

【霊格】１５０万

【祭神】武甕槌大神

【効果】精神的に辛いとき、苦しいとき、気持ちが沈んで後ろ向きになったときに、気持ちを奮い立たせ前向きにし、元気と勇気、やる気を出させる働きがある。

18. 香取神宮 ［手水］
千葉県・香取市

【名称】カトリスイ／ Katori-water

【採水】２０２３年3月8日

【霊格】１５０万

【祭神】経津主大神

【効果】敵、ライバル、相手が自分よりも強く感じ、とても勝てない、かなわないと感じ、テンションが下がり、怖じ気づいて、尻込みしてしまうような状況において、自分なら大丈夫、勝てる、いけるという自信をもたせ、覇気を高める働きがある。

19. 河口浅間神社［手水］

山梨県・富士河口湖町

【名称】カワグチアサマスイ／ KawaguchiAsama-water

【採水】２０２１年1月4日

【霊格】１００万

【祭神】浅間大神（木花開耶姫命）

【効果】信仰心を目覚めさせる。目覚めている人は増大させる。憎き者を許し、弱き者を守り助け、全ての人を愛し、受け入れ、心を養う働きがある。

20. 吉祥草寺・開山堂［境内の水］

奈良県・御所市

【名称】キッショウソウスイ／ Kissyoso-water

【採水】２０２０年10月20日

【霊格】７０万

【宗派】本山修験宗

【本尊】神変大菩薩

【効果】血液の状態を安定化・正常化させる。血液の病気（貧血、白血病、敗血症など）全てによい。

21. 廣拯院 ［手水］
長野県・阿智村

【名称】コウジョウスイ／ Kojyoin-water

【採水】２０２０年9月１４日

【霊格】７５万

【宗派】天台宗

【本尊】薬師如来

【効果】他者から認めてもらえない悲しみ、評価されない悲しみが癒える。

---

22. 金剛山 ［川の水］
奈良県・御所市

【名称】コンゴウスイ／ Kongo-water

【採水】２０２１年3月9日

【霊格】３５０万

【祭神】葛木一言主大神・法起大菩薩

【効果】他者に対する嫉妬心や他者を許せない意識がゆるみ、他者を認め受け入れられるようにする働きがある。心が大きくなる働き、器が大きくなる働きがある。

23. 籠《この》神社 ［手水］

京都府・宮津市

【名称】コノスイ／Kono-water

【採水】２０２３年5月14日

【霊格】１１０万

【祭神】彦火明命

【効果】自分のことしか考えない、相手を気遣えないような人、子どもっぽい人、そういう常識に欠けるような人が許せないという真面目過ぎるような人に、そういう人を自己中だととらずに思ったことを思った通りにやってしまう純粋な人だとよくとれるような余裕のある考え方にしてくれて、自己中な人を見てもイライラしなくなる働きがある。

24. 熊野本宮大社 ［手水］

和歌山県：田辺市

【名称】クマノホングウスイ／Kumano-hongu-water

【採水】２０２０年7月5日

【霊格】１３０万

【祭神】家津美御子大神

【効果】プラーナを整える働きがある。心と精神が安定し、人に優しくなれる。病気の症状が改善し、苦しみが和らぐ。心霊的な障りが浄化され、霊性が高まる。

25. 星田妙見宮 ［明星水］

大阪府：交野市

【名称】ミョウジョウスイ／ Myojo-water

【採水】２０２０年3月9日

【霊格】７０万

【祭神】妙見菩薩

【効果】根底にある自己卑下（インチャ意識）のせいで、自分はできていると実力以上に自分の能力を過大評価するところ、自信過剰なところ、勘違いしているところ（プライド意識）を気付かせる働きがある。

26. 星田妙見宮 ［手水］

大阪府・交野市

【名称】ミョウケンスイ／ Myoken-water

【採水】２０２０年3月9日

【霊格】９０万

【祭神】妙見菩薩

【効果】駄目なやつ扱いとか、価値のないやつ扱いされたときに生じた怒りによって傷ついた魂を修復する力がある。

27. 那須温泉水
栃木県・那須町

【名称】ナスオンセンスイ／Nasuonsen-water

【採水】２０２２年2月6日

【霊格】１０万

【効果】「他者は自分に対してやんごとなき人、高貴な人として特別丁寧に接しろ。それができなければ消えろ。いらない」という意識をゆるめる働きがある。

【補足】貴族意識を癒す効果がある。貴族意識をもつ人は、自分の過去世で身分が高かったり、先祖に身分の高い人がいた場合が多い。一方で身分の低い人、自己卑下の強い人が自分を守るためにプライド意識として貴族意識をもつことがある。貴族意識をもつ人は多いので、霊格は低いがレメディーにした。

28. 西穂高岳［川の水］
北アルプス

【名称】ニシホタカスイ／Nishihotaka-water

【採水】２０２０年１０月５日

【霊格】１３０万

【効果】神仏に近づく。霊性的価値観（何が正しくて何が誤っているのか）の理解度が上がり、真理に近づける。真理に近づくことで霊性が上がり、結果として神仏に近づくことになる。素晴らしい水。

29. 御嶽神社［手水］
長野県・王滝村

【名称】オンタケスイ／Ontake-water

【採水】２０１９年10月7日

【霊格】８００万

【祭神】国常立尊・大己貴命・少彦名命

【効果】このレメディーをとると霊格が上がる。それは、霊格を上げることを止めているネガティブな価値観やネガティブなエネルギー(障りなど) そういうものを修正する働きがあるから。

【補足】このレメディーをとると霊格を上げてくれるが、霊格が3万以下の人だと、少し反応がきつく出るかもしれない（普通の人で霊格が3万以上ある人はほとんどいない)。普通の人の霊格は3千くらいで、高い人でも1万ぐらい。霊格3万以上となると、真っ当な修行をしている人ぐらいであるから、普通の人であれば、慎重にとられること。

30. 瀧安寺［手水］

大阪府・箕面市

【名称】リュウアンスイ／Ryuan-water

【採水】２０２２年5月２３日

【宗派】本山修験宗

【本尊】弁財天

【霊格】１００万

【効果】自分を信じる、自分を認める、自分を許すことができるようになる。自己卑下、自己不全感を癒し、自分を責めることが減り、駄目な自分、ありのままの自分を認められて、向上心がアップする。

31. 下鴨神社［手水］
京都市・左京区

【名称】シモガモスイ／Shimogamo-water

【採水】２０２３年7月2日

【祭神】賀茂建角身命・玉依媛命

【霊格】１００万

【効果】世の中の役に立つ、必要とされる、立派でまともな人間でなければならない。仕事もろくすぽせず、ギャンブルに走るとか、堕落した人間とか、まともでない常識のないやつが許せない。人は正しくあらねばならないという意識がゆるむ。厳しさがゆるんで駄目な人に優しくなれる。駄目な人を批判しなくなる。そして、生きやすくなる。

32. 下鴨神社・出雲井於《いずもいのへ》神社

［手水］　京都市・左京区

【名称】シモガモイズモスイ／Shimogamo-izumo-water

【採水】２０２３年7月2日

【霊格】１２０万

【祭神】建速須佐乃男命

【効果】間違ったり、失敗したり、自分が過ちを犯すことが許せない。くそまじめ、几帳面、かたぶつ、融通が利かないような、まじめでいいが、面白みがないような人、自由な発想できない人が、間違っちゃいけないという意識がゆるんで、余裕が生まれ、視野が広がって、生きるのが楽になる。

33. 下鴨神社・御手洗社

［手水］　京都市・左京区

【名称】シモガモミタラシスイ／ Shimogamo-mitarashi-water

【採水】２０２３年7月2日

【霊格】９０万

【祭神】瀬織津姫命

【効果】世の中で横行する不正、犯罪など、正しくないこと、間違っていることが許せない意識。そして、実際にそのように間違っていることをしている人への怒りやけしからんという意識がゆるむ。そして、人や社会に優しくなっていき、生きるのが楽になる。

34. 真浄寺［境内の水］
東京都・青梅市

【名称】シンジョウスイ／Shinjyo-water

【採水】２０２２年4月4日

【霊格】１００万

【宗派】真言宗・豊山派

【本尊】虚空蔵菩薩

【効果】クンダリーニエネルギーの流れを悪くしている低い信仰心からなる謙虚になれない意識を浄化し、クンダリーニエネルギーの流れをよくしていく。クンダリーニエネルギーの流れがよくなって、相手の気持ちがくみ取れるようになる働きがある。

35. 塩原八幡宮 ［手水］

栃木県・那須塩原市

【名称】シオバラスイ／Shiobara-water

【採水】２０２２年2月6日

【霊格】１００万

【祭神】誉田別命

【効果】他者を見下したり、悪く思う意識、他者を否定的にとらえるとりかた、考え方がゆるむ。そして、相手をネガティブにとるのが減って、慈しむ気持ち、愛する気持ちが大きくなり、信仰心が高まり、クンダリーニエネルギーが修正される。霊性も向上する。すごく不思議な感じ、塩原八幡宮、あなどれない。

36. 山家神社［手水］
長野県・上田市

【名称】ヤマガスイ／Yamaga-water

【採水】２０２０年1月1日

【霊格】９０万

【祭神】大国主神・伊邪那美命・菊理媛神

【効果】勝りたいインチャが強く、相手を見下すことでプライドを保とうとする人、他者を見下すことで自分の価値を見出そうとする人によい。優秀でない自分、できない自分、そんな駄目な自分を許せない人がこのレメディーをとると、負けたっていい、劣っていたっていい、と駄目な自分を許せるようになり、自分を負かした相手を許せるようになって、霊性を高める働きがある。自己否定、自己卑下が強い人によい。

【補足】自分が負けたのに負けを認められず、プライド意識で自分を負かした相手を見下そうとする心が嫉妬心である。自分を負かした相手を許せるようになるということは、嫉妬心をゆるめる働きがあるということ。

スピリットウォーターI　索引

スピリットウォーターⅡ　索引

著者紹介

由井寅子（ゆい・とらこ）

1953年生まれ。プラクティカル・ホメオパシー大学大学院（英国）卒、Hon.Dr.Hom/Ph.D.Hom（ホメオパシー名誉博士 / ホメオパシー博士）。日本ホメオパシー医学協会（JPHMA）名誉会長。農業生産法人・日本豊受自然農株式会社 代表、農民。

ホメオパシー学術誌『The Homoeopathic Heritage International」(B. Jain Publishing House) の国際アドバイザー。ホメオパシーの実践とハーネマン研究で海外から高い評価を得て、21世紀のホメオパシーを牽引する指導的なホメオパスとして活躍している。とりわけ発達障害や自己免疫疾患など現代医学で治癒しない難病を驚異的な改善率で治癒に導くZENホメオパシーは世界的に注目されており、海外で多くの講演に招待されている、著者・訳書多数。著書は英語、、ドイツ語などにも訳されている。

参考コンテンツ

■とようけＴＶ
https://tv.toyouke.com/

■ＣＨｈｏｍ
https://www.homoeopathy.ac/

■日本豊受自然農オーガニクスショップ＆レストラン
https://restaurant.toyouke.com/

由井寅子のホメオパシーガイドブック⑨
スピリットウォーターⅠ・Ⅱ〈簡易版〉
72種の水のレメディーの霊性的効果を一挙公開!

2023年10月20日　初版第1冊発行

［著　者］　由井寅子
［発　行］　ホメオパシー出版株式会社
〒158-0096
東京都世田谷区玉川台2-2-3　矢藤第3ビル
TEL：03-5797-3161
FAX：03-5797-3162

ISBN 978-4-86347-133-7 C2047